T c B
5 4

DES

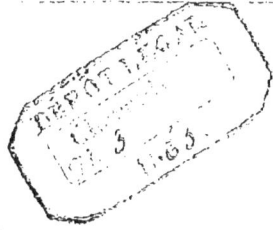

EAUX POTABLES D'ANGOULÊME

PAR M. LE Dr A. CHAPELLE.

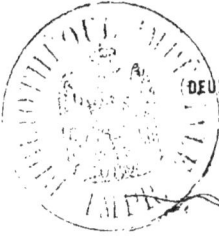

(DEUXIÈME MÉMOIRE.)

MESSIEURS,

L'étude à laquelle je me suis précédemment livré sur les eaux d'Angoulême nous a montré que les habitants de cette ville reçoivent un liquide d'une insuffisance manifeste au point de vue de la quantité et de la qualité.

A certaines époques de l'année, lorsque la Charente franchit ses rives ou lorsqu'elle se trouve près de son étiage, la quantité d'eau dérivée sur le plateau d'Angoulême est si faible, que l'administration municipale est obligée de distribuer d'une main discrète et avare les quelques couches d'eau qu'on parvient à élever. Ainsi, vous la voyez restreindre l'alimentation des lavoirs publics, limiter dans chaque quartier les bornes-fontaines où l'eau doit affluer, réduire à un petit nombre d'heures le temps du puisage quotidien. Non-seulement la pénurie apparaît dans les temps de débordement et de sécheresse, mais elle se manifeste qu'elle ne contient, à son émergence, aucun infusoire végétal ou animal.

Si nous cherchons à classer plus méthodiquement les causes qui altèrent les eaux de la Charente, nous trouvons que cette impureté tient à deux sources principales : 1° aux substances organiques qui se développent au sein même du fleuve, aux matières étrangères apportées par ses affluents placés en amont d'Angoulême, et aux souillures que produit toujours le stationnement des nombreux bateaux amarrés dans le port ; 2° aux immondices et aux déjections diverses qui proviennent des rues, des places, des maisons, des établissements publics et privés de la ville.

Supposons qu'on arrive à détourner le cours d'une partie des matières de cette dernière provenance par la construction d'un large canal collecteur qui irait se dégorger en aval de la prise d'eau, resteraient toujours les altérations de la première source et une partie des immondices recueillies au pied d'Angoulême. A Paris, malgré l'établissement de grands égouts collecteurs qui transportent au loin les eaux de lavage des rues, la Seine devient de plus en plus souillée, se charge de matières organiques en quantité de plus en plus considérable à mesure qu'elle avance dans la capitale. Il résulte, en effet, des analyses faites par MM. Poggiale, Bussy et Boudet, que la proportion d'ammoniaque, qui est considérée comme mesurant le degré d'insalubrité d'une eau, augmente notablement depuis le pont d'Ivry jusqu'aux pompes de Chaillot. La Charente ne saurait échapper à cette loi d'altération qui frappe tous les cours d'eau traversant des centres de population. Et cette altération persiste, parce que le filtrage artificiel pratiqué sur une grande masse de liquide est impuissant à le dépouiller convenablement des matières impures qu'il contient. « Toutes les fois,

dit M. Dumas, qu'on a cherché à opérer la dépuration sur
une grande échelle, on n'a jamais pu fournir de l'eau filtrée,
mais seulement dégrossie, nécessitant encore l'usage de la
fontaine filtrante au domicile des consommateurs. »

Pour doter les habitants d'Angoulême d'eau potable moins
altérée que celle qui est pompée dans le grand bras du
fleuve, quelques personnes avaient pensé qu'il convenait de
s'adresser au petit bras de la Charente, dans la partie voi-
sine du faubourg Saint-Cybard. Nous allons voir que l'eau
puisée en ce point serait loin de satisfaire aux véritables
conditions du problème, comme l'avait déjà fait observer
M. l'ingénieur Duvignaud dans son rapport du 18 mars
1833. En effet, en hiver, lors des hautes eaux, cette partie
du fleuve devient trouble, limoneuse comme dans le reste
du courant. Ce liquide, dont l'aspect inspire alors une juste
répugnance aux consommateurs, ne pourrait recevoir l'épu-
ration commandée par l'hygiène, tant il se trouve, dans
ces circonstances, chargé de matières étrangères. En été,
au contraire, ce petit bras, au moment des basses eaux,
ne présente qu'un faible courant, ne roule qu'une mince
couche de liquide, et là où le lit est large l'eau se trouve
presque dormante. Aussi, pendant la période estivale, cette
branche du fleuve possède-t-elle une température élevée,
et ses eaux devenues tièdes appellent particulièrement le
pied du baigneur.

Si à ces conditions vous joignez un lit vaseux, vous com-
prendrez alors que tout se trouve là réuni pour favoriser le
développement de la matière organisée. Toutefois, la flore
l'emporte sur la faune en richesse et en abondance. Lorsque vous jetez un regard sur cette nappe d'eau, vous y ren-
contrez des graminées parmi lesquelles se dessine le *phrag-
mites communis*, des ombellifères où domine l'*helosciadum*

nodiflorum, des cypéracées où le *scirpus lacustris* est le principal représentant, des nymphéacées où le *nymphœa alba* est le type le plus commun, des alismacées où abondent les nombreuses espèces du genre *potamogeton*. Outre ces plantes d'un port plus ou moins élevé, vous y trouvez en abondance des végétaux humbles, à tige grêle, nageante ou submergée, dont les radicelles très fines se fixent dans la vase. Tels sont les *myriophyllum verticillatum* et *spicatum*, les *chara fragilis* et *fœtida*. Toutes ces petites plantes, qui présentent entre elles tant d'analogie dans le port et l'habitat, se plaisent dans les eaux tranquilles et marécageuses. Toutes exhalent une odeur fétide, vaseuse. Leur présence traduit d'une manière évidente l'état corrompu des eaux où elles vivent Indépendamment de ces végétaux aux ramuscules verticillés, l'œil découvre sur les bords du petit bras de la Charente, là où le lit est large et l'eau peu profonde, des amas de conferves aux filaments capillaires, semblables à des masses de soie verte, qui flottent sur les eaux par groupes plus ou moins considérables. Le *conferva glomerata*, qui y domine, se montre avec les chaleurs du printemps, termine en quelques mois sa végétation éphémère et laisse ses dépouilles aux eaux qui le baignent.

Ainsi, eau glacée ou bourbeuse en hiver, chaude en été au point d'être un objet de prédilection pour les baigneurs, d'un goût vaseux et presque nauséeux dû à la température élevée qu'elle présente et aux plantes nombreuses qui macèrent dans son sein : tel est le liquide que le petit bras de la Charente roule une partie de l'année. Gratifier les habitants d'Angoulême d'une pareille eau ne serait-ce pas, à un certain degré, imiter Pandore dans son présent?

L'hygiéniste doit donc détourner ses regards de ce centre d'approvisionnement. De même, le mécanicien, en tenant compte des ressources municipales, ne saurait trouver sur la Charente près d'Angoulême une force hydraulique capable d'élever sur le plateau tout le liquide nécessaire aux habitants. L'habile ingénieur qui accepta, en 1833, la mission d'opérer l'ascension et la distribution des eaux sur un devis de 206,000 fr., prit pour base de ses calculs une population de 15,000 âmes, et pour consommation moyenne 20 litres d'eau par jour et par habitant. Mais l'expérience vint bientôt renverser ses prévisions. La population d'Angoulême, loin de rester stationnaire, prit un accroissement rapide, et le chiffre présumé de consommation fut démontré insuffisant. Pour parer aux besoins pressants du moment, des perfectionnements furent apportés dans l'appareil hydraulique de Saint-Cybard : les corps de pompe furent alésés, et une troisième pompe fut annexée aux deux premières. Malgré ce travail additionnel, jamais la quantité d'eau versée dans le bassin de Beaulieu ne s'est montrée au niveau des besoins de la population Maintenant, l'insuffisance du moteur hydraulique de la ville éclate à tous les regards. Un concert de plaintes s'élève de toutes parts, nonseulement contre la défectuosité des eaux, mais encore contre leur extrême pénurie.

Pour satisfaire aux besoins réels de la population d'Angoulême, examinons d'abord quel est le volume d'eau à dériver.

Lorsqu'on considère le rôle essentiel et élevé que l'eau joue dans l'économie sociale, on comprend que la quantité à distribuer dans les villes doit être considérable. Outre les fonctions physiologiques que ce liquide est appelé à remplir comme boisson, il doit servir à expulser les nombreux agents délétères que fait naître partout l'activité de la vie animale. Aussi les hydrauliciens modernes s'accordent-ils à considérer que le volume d'eau mis à la portée du public doit s'élever à 100 litres au moins par jour et par habitant. Et encore, combien de villes se trouvent plus largement dotées à cet égard! A Philadelphie, la quantité d'eau à consommer est de 240 litres par habitant; à New-York, de 280; à Boston, de 302. En France, les travaux hydrauliques exécutés par plusieurs villes ont pourvu ces centres de population d'une proportion d'eau non moins considérable. Ainsi, la quantité d'eau à dépenser par habitant dans vingt-quatre heures est de 170 litres à Bordeaux, de 240 à Dijon, de 246 à Besançon, de 470 à Marseille. Beaucoup d'ingénieurs, dans leurs projets de distribution d'eau dans les villes, prennent actuellement pour base de leurs calculs une consommation de 200 litres par jour et par individu. C'est ce chiffre qu'adopte pour Paris M. Aristide Dumont dans son livre sur les *Eaux de Lyon et de Paris*. Au reste, ce volume ne représente environ que le sixième de celui que les habitants de l'ancienne Rome avaient à leur disposition; car, d'après le récit de Frontin, surintendant des eaux de la capitale de l'empire, les aqueducs versaient dans cette grande cité une masse d'eau évaluée pour chaque habitant à environ 1,200 litres par jour.

Je suis loin de penser à doter les habitants d'Angoulême d'une pareille proportion d'eau. 100 litres par jour et par individu est le chiffre auquel il convient de se borner. Or, la population d'Angoulême est actuellement de 25,000 âmes. Depuis un quart de siècle, cette ville a pris un tel accroissement que le nombre de ses habitants a augmenté d'un tiers dans ce laps de temps. Et l'observation montre que le mouvement ascensionnel, loin de se ralentir, tend, au contraire, à s'accélérer. Si donc l'on ne veut pas se contenter de demi-mesure, toujours onéreuse aux municipalités, il convient de prendre au moins pour donnée le chiffre de 30,000 individus. Toutefois, eu égard à la position d'une partie des habitants de la commune, qui peuvent se passer de l'eau dérivée sur les hauteurs de la ville, il est permis de réduire à 25,000 le nombre de têtes sur lequel on doit rigoureusement calculer. En prenant pour base du problème à résoudre une consommation de 100 litres par jour et par habitant, on a 25,000 × 100 = 2,500,000 litres ou 2,500 mètres cubes, soit 28 litres 93 par seconde, ou 29 litres en nombre rond.

Mais il ne suffit pas d'élever une masse d'eau en quantité convenable pour satisfaire constamment à tous les besoins d'une ville. Il faut encore que cette eau soit emmagasinée en proportion suffisante pour parer à toutes les éventualités. C'est là l'office des réservoirs. Voyons quelles doivent être pour Angoulême l'assiette et l'altitude du bassin d'approvisionnement d'eau nécessaire à y établir.

Constatons d'abord qu'une grande pression, qu'une forte charge est une des conditions les plus avantageuses pour une fourniture d'eau. En Angleterre, où ces questions ont été étudiées avec soin et soumises au contrôle d'une vaste expérience, on s'efforce partout d'élever les eaux aux plus grandes hauteurs. Quelques villes ont établi des services hydrauliques où il existe des charges de cent mètres. Ces hautes pressions rendent inutile l'emploi des pompes à incendie. Quand le feu éclate dans une partie de la ville, des tuyaux flexibles en cuir ou en gutta-percha sont apportés sur un chariot léger. Après avoir adapté ces tuyaux aux prises d'eau ménagées sur les conduites de distribution, on les élève au moyen d'échelles à un certain niveau et on dirige un jet constant de liquide sur le foyer de l'incendie. C'est ainsi qu'à Preston l'emploi de ce système a été reconnu si avantageux qu'on est arrivé à supprimer le service des pompiers de la ville.

En outre, l'établissement d'un réservoir d'eau à une grande hauteur permet la création de fontaines jaillissantes qui constituent un des principaux ornements d'une ville. C'est aussi par l'altitude seule qu'on peut arriver à substituer au lavage par les bornes-fontaines l'arrosage à la lance, qui opère avec plus d'efficacité l'enlèvement des boues et des immondices de la voie publique.

Si à ces considérations vous ajoutez l'avantage de monter l'eau aux divers étages des habitations, de grossir considérablement par là le chiffre des concessions, de pouvoir en même temps diminuer, d'une manière notable, le diamètre et par suite le coût des tuyaux de distribution, vous serez frappés, comme moi, de la nécessité de placer le réservoir d'eau sur une partie culminante de la ville. Or, aux portes d'Angoulême, la nature semble avoir disposé un terrain tout exprès pour l'assiette d'un tel bassin.

En effet, à l'extrémité du faubourg La Bussatte s'élève le coteau pierreux de Toutifaut, au calcaire dur, dépendant de l'étage provencien. Son altitude est de 136 mètres au-dessus du niveau de la mer, et dépasse conséquemment de 34 mètres la partie culminante de la ville. On peut donc choisir là un terrain d'une étendue et d'une hauteur convenables pour l'établissement d'un bassin en déblai, ayant sur la ville une charge de 10 mètres au moins. La borne kilométrique nº 27 de la route impériale de Périgueux à Angoulême correspond à peu près à ce niveau. En creusant dans le roc qui forme ce coteau on arriverait à constituer un réservoir d'une résistance à toute épreuve, d'une durée indéfinie et propre à maintenir l'eau à une température régulière.

Mettez un instant en parallèle un tel bassin avec le réservoir actuel de Beaulieu ou celui qu'on se propose de construire sur la même place, en arrière du lycée, et vous verrez que le premier l'emporte sur les deux autres d'une manière aussi éclatante que la vive lumière sur la pénombre. Altitude, solidité, qualité de l'eau, économie de plusieurs dizaines de mille francs, tout concourt à établir la prééminence du bassin créé à Toutifaut sur celui de Beaulieu.

Examinons maintenant quelle doit être l'eau à élever, et sur quels points il convient d'opérer le puisage pour l'alimentation de ce bassin de distribution.

L'expérience montre qu'en été, lors des basses eaux, l'usine de Saint-Cybard élève environ 600 mètres cubes par vingt-quatre heures. C'est là, du reste, un chiffre double de celui qui a été calculé en 1833, par MM. Duvignaud et Cordier. Or, 600,000 litres par 24 heures donnent 6, 9 ou en nombre rond 7 litres par seconde. C'est, comme nous l'avons vu, le quart de la quantité d'eau qu'il conviendrait de distribuer à Angoulême.

Frappé de l'insuffisance radicale de ce moteur hydraulique, on a songé à prendre pour auxiliaire l'usine de Foulpougne, placée près de l'embouchure de la Touvre.

Cette usine satisfait-elle aux conditions essentielles du problème? C'est là ce qu'il importe d'examiner avec soin.

En estimant, comme on l'a fait, le débit de la Touvre à 6 mètres cubes et la chute de Foulpougne à 70 centimètres, on arrive à une force brute de 56 chevaux-vapeur, ou de 33,6 en comptant le rendement du récepteur hydraulique à 60 0/0. Sans doute les turbines produisent souvent une force effective supérieure. Mais, dans la pratique, il convient de se borner à ce chiffre pour éviter des déceptions. Au reste, la roue Sagebien qui fonctionne actuellement dans cette usine, et dont le rendement est si hautement apprécié par les industriels, est impuissante à y faire mouvoir régulièrement, même dans les fortes eaux, trois cylindres raffineurs, ce qui représente une force bien inférieure à celle précédemment adoptée.

La hauteur de Foulpougne au-dessus du niveau de la mer est de 31 mètres environ. Les points les plus élevés de la ville se trouvent à la cote 102 au-dessus du même niveau. Si l'on veut avoir une charge minimum de 10 mètres, il faudra donc que le fond du bassin soit à la cote de 112 mètres. En donnant à ce récipient une profondeur de 3 à 4 mètres, l'eau devra être ainsi élevée de la cote 31 à la cote 116, c'est-à-dire à 85 mètres. D'autre part, la distance de Foulpougne au bassin de distribution établi à Toutifaut est de 3,400 mètres.

En partant de ces données, nous allons voir qu'on peut élever et porter dans ce réservoir au moins 19 litres par seconde. En prenant, en effet, des tuyaux de $0^m,25$ de diamètre, la perte de charge est de $0^m,001$ par mètre courant, ou, pour une longueur de 3,400 mètres, de $3^m,40$. Ajoutant ce nombre aux 85 mètres de hauteur à franchir, on obtient $88^m,40$. L'effort total à vaincre sera ainsi de $88^m,40 \times 19^k$ $= 1709^{k.g.m.},6$ ou $22^{ch.-v.},8$, soit 32,5 en estimant à 30 0/0 le coefficient de résistance ou perte de force en chocs et frottements. Il se trouverait donc un cheval-vapeur de reste qui pourrait monter une fraction de litre.

En résumé, l'usine de Foulpougne pourrait élever 19 à 20 litres d'eau par seconde. En ajoutant à ce nombre les 7 litres que peut fournir l'établissement de Saint-Cybard, on arrive à 27 litres environ par seconde, chiffre inférieur de 2 litres au moins à celui dont nous avons reconnu l'utilité presque immédiate.

Ainsi, l'annexe de Foulpougne laisse irrésolu le problème mécanique de la distribution d'eau dans Angoulême. Nous allons voir que la question hygiénique est loin aussi d'y trouver sa solution.

Vous le savez, La Touvre court en serpentant dans une vallée plate appartenant au terrain jurassique. Son parcours est de dix kilomètres et demi. Sa température est sinon constante, au moins varie dans de faibles limites. Entre les extrêmes de l'hiver et de l'été elle n'oscille guère, en effet, qu'entre 6° et 18° centigrades au-dessus de 0. En tout temps son lit se trouve tapissé de plantes qui y parcourent les diverses phases de leur végétation. Si cette rivière nourrit dans son sein quelques végétaux dont les dépouilles contribuent peu à l'altération du liquide, soit par leur petitesse, comme les Callitriches qui se montrent seulement au fond des eaux avec leurs feuilles vertes disposées en rosette ; soit par la consistance de leurs tissus, comme les Glaïeuls des marais qui dressent çà et là leurs feuilles longues et résistantes, par contre l'œil voit ondoyer par groupes, par masse plus ou moins épaisse, des plantes herbacées, aux formes rameuses ou rubannées, dont la décomposition altère d'une manière sensible la pureté des eaux de La Touvre. Tels sont le *ceratophyllum submersum*, le *sparganium ramosum*, le *scirpus lacustris*, le *potamogeton pectinatum*, *lucens* et *perfoliatum*. Mais, parmi les végétaux qui foisonnent dans le lit de la rivière et qui engraissent l'eau de leurs débris, l'*helosciadum nodiflorum* occupe le premier rang. Cette plante, à tige creuse et couchée, forme des massifs si épais et si étendus, qu'elle suffit à elle seule pour couvrir la large nappe d'eau qui s'étend au pied du bourg de Touvre.

A certaines époques de l'année, la végétation devient si

active dans ce cours d'eau, qu'usiniers et riverains ont recours à la faux et au râteau pour désencombrer le lit de ces plantes, aux émanations marécageuses, et dont la richesse azotée les fait rechercher des agriculteurs comme engrais de leurs terres.

Outre cette source d'impureté, il en est d'autres qui contribuent à accroître l'altération de ces eaux. En effet, des usines nombreuses et importantes s'élèvent sur La Touvre et versent dans son sein leurs résidus divers. Ses bords sont çà et là couverts d'habitations agglomérées dont les déjections ajoutent à l'eau des éléments nouveaux de corruption. De plus, sur plusieurs points du rivage se trouvent établies des tueries d'animaux domestiques dont les issues, impropres à l'alimentation de l'homme, sont confiées au courant qui les entraîne ou les tient fixées à quelque obstacle jusqu'à leur entière décomposition. La Touvre se charge ainsi d'impuretés qui vont en augmentant à mesure qu'elle se rapproche de son embouchure. Ajoutez à cela qu'à une centaine de mètres de Foulpougne s'élève le gros village du Pontouvre que traverse dans le sens de sa longueur la route impériale nº 10, de Paris à Bayonne. Là, sur un long parcours, cette grande voie de communication prend une forme concave, et lorsque des pluies abondantes surviennent, les eaux de lavage de la route, recueillies au loin, vont se précipiter dans le lit de la rivière et augmentent les altérations du courant. Vous comprenez alors pourquoi, après avoir servi de réceptacle à tant d'impuretés diverses, l'eau de la Touvre à Foulpougne présente si souvent un aspect de souillure, et décèle au regard une teinte d'un vert sale. Et, cependant, c'est là le liquide qu'on destine aux habitants d'Angoulême !

Messieurs, dans mon premier Mémoire j'ai montré que

l'eau qu'il convenait de dériver sur le plateau de cette ville était celle de la Lèche, une des sources les plus remarquables de France par son abondance, par sa limpidité, par ses qualités culinaires, par la constance de sa température et de son débit. Le simple aspect de cette belle nappe d'eau qui sort à gros bouillons des profondeurs de la terre séduit le regard et frappe l'esprit d'admiration.

A huit cents mètres environ en aval de la Lèche, dans cette même vallée où le terrain de formation jurassique a éprouvé des révolutions profondes, jaillissent de larges failles les sources de la Touvre proprement dite. Quoique peu distantes entre elles, les eaux de ces deux provenances n'ont ni la même origine, ni les mêmes propriétés. Ainsi, les sources de la Touvre naissent de cavités profondes placées près d'un escarpement de rocher de l'étage kimméridgien, tandis que la Lèche sort à la pointe d'un soulèvement de l'étage corallien. D'autre part, le thermomètre et l'hydrotimètre accusent pour ces deux sources une différence moyenne d'un degré environ. De plus, tandis que l'eau de la Lèche se présente toujours claire et limpide, celle qui sort des gouffres de la Touvre devient parfois trouble, très limoneuse pendant plusieurs jours, altération en coïncidence directe avec les débordements de la Tardouère et du Bandiat. Voilà pourquoi, indépendamment de tout autre motif, l'eau prise à la source de la Lèche mérite la préférence sur celle qu'on puiserait à l'origine même de la Touvre.

D'abord, j'avais pensé que l'emploi seul de la vapeur était capable d'opérer l'ascension de ce liquide. Mais une observation plus attentive des moteurs hydrauliques placés sur la Touvre m'a convaincu de mon erreur. En effet, sur la rive droite de cette rivière, à un kilomètre de son origine, se trouve, dans un pli de terrain, la forge dite de la Mail-

lerie (ancien moulin de Chez-Nicolas), dont l'aspect trahit
la vétusté, mais dont la force intrinsèque est bien supérieure
à celle de Foulpougne. Le 20 mars dernier, dans un docu-
ment officiel, j'appelais l'attention sur cet établissement et
en démontrais l'importance au point de vue hydrologique.
Depuis, sur ma demande, M. Dagail s'est livré à des expé-
riences sur la force motrice que cette usine est apte à réa-
liser, en utilisant de la manière la plus avantageuse le
volume d'eau de son bief alimentaire ; et, de ses calculs, il
résulte que la Maillerie peut avoir une force effective de
48 chevaux-vapeur, force conséquemment supérieure à celle
des usines de Foulpougne et de Saint-Cybard réunies.

Partant de cette donnée, nous allons voir que la Maillerie arrive à résoudre le problème dont nous recherchons la
solution. D'abord, cette usine permet l'alimentation facile
des pompes avec l'eau de la Lèche, car la distance de ces
deux points est de 1,600 mètres et la pente de 3 à 4 mètres.
Des tuyaux de 0m,25 de diamètre en bois et coaltar combinés, ou un aqueduc souterrain en maçonnerie, suffiraient
pour la conduite de ces eaux. D'autre part, la distance de
la Maillerie au bassin de distribution établi à Toutifaut n'est
que de 5,600 mètres. Comme la seconde moitié de la canalisation nécessaire au transport de ces eaux passerait près
du village de Lacombe, du logis de Boismenu, du village du
Maine-Landon, et ne suivrait ainsi qu'un plateau légèrement
ondulé, on pourrait, sur une étendue d'environ 2,650 mè_
tres, se contenter de tuyaux en tôle et bitume, ou en bois
et coaltar combinés. Remarquons qu'une telle canalisation,
dont l'économie sur celle en fonte serait de 15,000 fr. au
moins, ne pourrait être employée pour la conduite des eaux
de Foulpougne et de Saint-Cybard, parce que de ces points
à Toutifaut il existe une pente presque continue, et que les

tuyaux dont nous parlons, excellents quand ils n'ont qu'à
supporter de faibles pressions, sont impuissants à résister à
une charge de quelques atmosphères.

Recherchons quelle sera la force à developper pour élever
l'eau de la Maillerie au bassin de distribution.

Cette usine étant à la cote 44 environ, la hauteur réelle
que l'eau aura à franchir sera de $116 - 44 = 72$ mètres. Toutefois, au lieu d'opérer directement cette ascension, il convient, pour mieux amortir les chocs de l'eau refoulée dans la
conduite, et par suite régulariser plus complétement les
mouvements des pompes, d'établir sur cette colonne liquide
un point d'arrêt au moyen d'un château d'eau. Le plateau
d'Enteroche, placé dans cette direction, élevé à la cote
126 mètres, et distant de la Maillerie de 1,700 mètres, se
prête très avantageusement à la construction en déblai de ce
petit bassin. Avec un débit de 29 litres par seconde et des
tuyaux de $0^m,25$ de diamètre, le calcul montre que la perte
de charge est de $0^m,002$ par mètre courant de conduite.
Par conséquent, pour que le liquide qui arrive au château
d'eau puisse s'écouler, il faut que le fond de ce bassin se
trouve à la cote $116 + 3850 \times 0,002 = 124^m,4$, le nombre
3850 représentant la distance de ce point au réservoir de
Toutifaut. Mais comme la construction du château d'eau
exige une surélévation du niveau du liquide de 2 mètres
environ pour son écoulement, il en résulte que ce niveau
devra être porté à une hauteur de $126,4 - 44 = 82^m,40$. De
même, pour la conduite du liquide de la Maillerie au château d'eau, le débit et le diamètre des tuyaux restant les
mêmes que précédemment, la perte de charge, dans cette
ascension, se trouvera exprimée par $1,750 \times 0,002 = 3^m,50$.
L'effort total à vaincre sera ainsi de $82,40 + 3,50 = 85,90$,
ou, en nombre rond, $86 \times 29^k = 2494$ kilogrammètres, ou

33,2 chevaux-vapeur. En portant, comme d'ordinaire, à 30 pour 100 la perte de force qui résulte du jeu des pompes et des organes de la machine, on voit que, pour transporter 29 litres par seconde de la Maillerie au bassin de distribution, il ne faut au moteur qu'une puissance égale à 47 chevaux-vapeur. Or, nous avons vu que cette usine pouvait avoir une force supérieure à celle que nécessite cette ascension.

Le problème de l'approvisionnement d'eau d'Angoulême trouve donc dans la Maillerie sa solution immédiate. Voyons à quelles conditions pécuniaires on obtient cet important résultat. En estimant à 90,000 fr. l'usine actuelle de la Maillerie et le droit de prise d'eau à la Lèche, à 1,200 fr. la construction du château d'eau, à 18,000 fr. la canalisation de la Lèche à la Maillerie, à 35,000 fr. celle de la Maillerie au château d'eau, et à 61,630 fr. la conduite partie en fonte et partie en bois qui fait communiquer le château d'eau avec le bassin de distribution, on arrive à une dépense propre de 205,830 fr.

Si nous mettons en parallèle ce projet avec celui de Saint-Cybard-Foulpougne, nous trouvons pour ce dernier : — usine de Foulpougne, estimée 80,000 fr.; celle de Saint-Cybard, 45,000 fr. Il importe, en effet, de faire figurer ici la valeur approximative de cette dernière usine, car si la ville d'Angoulême ne la possédait pas, il faudrait qu'elle l'acquît, et dans l'adoption du projet de la Maillerie cette valeur doit être retranchée. Les 3,400 mètres de tuyaux dont se compose la conduite ascensionnelle de Foulpougne au bassin de Toutifaut représentent une somme de 68,000 fr. Quant à la conduite de Saint-Cybard au même bassin, comme les tuyaux employés ne seront que du diamètre de 0^m,16, leur coût ne s'élèvera qu'à 30,030 fr. pour une étendue de 2,600 mètres de canalisation (1). Mais l'eau de rivière produisant toujours des dépôts vaseux, il sera nécessaire, dans ce projet, d'établir, outre le bassin général de distribution, un bassin-filtre dont la construction peut être évaluée à 10,000 fr. environ. A cette somme il convient d'ajouter, pour frais généraux de nettoyage des filtres, le chiffre annuel de 1,000 fr., intérêts d'un capital de 20,000 fr. Pour compléter ce tableau de dépenses, il faut, en sus de la Maillerie, compter l'établissement d'une pompe du prix d'environ 3,000 fr., et de plus l'entretien d'un surveillant dont les appointements, à 1,000 fr. par an, représentent un capital de 20,000 fr. Total général, 276,000 fr., ou 70, 200 fr. de plus que pour le projet Lèche-Maillerie.

Ce dernier projet présente en sa faveur non-seulement l'économie et la qualité du liquide dérivé, mais encore l'avantage de se trouver au voisinage de forces hydrauliques importantes dont l'annexion servirait toujours à élever une quantité d'eau en rapport avec les besoins croissants de la ville. Tel est le moulin du Ponty, mû par les eaux mêmes de la Lèche, et dont la distance de la Maillerie n'est que de 1,200 mètres. Ce moulin, dont la chute est de 2 mètres, possède une force plus régulière que l'usine de Saint-Cybard, et il acquerrait facilement une force bien supérieure à cette dernière usine en perfectionnant son récepteur hydraulique. Par la Maillerie et le Ponty réunis on arrive-

(1) Ici, comme dans tous les projets dont il est question dans ce Mémoire, j'ai pris des bases uniformes. Ainsi, tous les tuyaux en fonte sont supposés à emboîtement sphérique, du système de M. Doré, et leur coût, pose et transport compris, est relevé sur les prix courants de cet industriel. De même, toutes les distances dont il est fait mention dans ce travail sont prises sur les plans d'ensemble du cadastre.

rait à distribuer aux habitants d'Angoulême au moins 40 litres d'eau par seconde. Ne croyez pas que l'addition dont je parle nécessitât de grands frais. L'achat et l'appropriation du moulin, l'établissement d'une conduite de faible diamètre allant, d'une part, de la source de la Lèche à ce moulin, et de l'autre, de ce point au château d'eau d'Enteroche : voilà à quelles dépenses essentielles conduirait l'annexion de cette usine. 100,000 fr. environ représentent la somme que cette œuvre exigerait pour son accomplissement.

Ainsi, de quelques côtés qu'on considère la question d'approvisionnement d'eau d'Angoulême, les avantages du projet que je préconise portent le cachet de l'évidence. Par son adoption, les habitants jouiraient d'un système hydraulique qui leur distribuerait à peu de frais un liquide toujours clair, limpide et d'un goût agréable. Si, en effet, aux 205,830 fr. que nous avons précédemment trouvés, nous ajoutons la somme de 75,000 fr. pour dépenses nécessaires à l'entretien et à l'installation complète de ce système de dérivation, nous voyons que le mètre cube d'eau de la Lèche ne coûterait, rendu dans le bassin de distribution, que 5 fr. 59 c. par an, ou $0^f,0153$ par jour. Combien ce prix de revient est faible comparé à celui des autres villes ! A Lyon, les travaux de la nouvelle dérivation portent le prix du même volume d'eau à $0^f,0265$; à Bordeaux, à $0^f,030$; à Dijon, à $0^f,040$. A Paris, le projet adopté de puiser l'eau d'alimentation dans les plateaux de la Champagne élève le coût de ce liquide à 18 fr. 98 c. par an, ou à $0^f,052$ par jour le mètre cube transporté dans les réservoirs de la capitale.

Vous le voyez, tout parle en faveur du système dont je viens d'esquisser le tableau. Au reste, la nature paraît avoir

disposé comme à dessein les matériaux du problème hydrologique dont Angoulême poursuit la solution depuis un tiers
de siècle. En effet, près de cette ville, à six kilomètres du
faubourg La Bussatte, naît la Lèche, une des sources les
plus belles et les plus abondantes de France. A quelques
centaines de mètres de l'émergence de cette nappe d'eau
vive, coule une rivière, la Touvre, d'un cours rapide, d'un
niveau peu variable, dont les chutes nombreuses et puis-
santes sont placées là comme pour concourir à cette œuvre
bienfaisante (1). De plus, entre Angoulême et le bassin de
la Touvre s'élèvent deux plateaux, celui d'Enteroche et
celui de Toutifaut, dont la position se prête merveilleuse-
ment à recevoir, le premier, le château d'eau, et le deuxième,
le bassin de distribution. Il semble que l'Auteur des choses
s'est plu à tracer en caractères saillants la voie à suivre pour
doter notre ville de tous les avantages de l'eau de source.
Mais aussi, on dirait que, dès le début de ses recherches,
l'homme ici a fermé les yeux à la lumière et a pris pour
guide le Destin antique armé de son bandeau.

Cependant, combien la solution de cette question importe

---

(1) Combien il eût été facile de prendre à peu de frais une chute
puissante sur la Touvre si, tout d'abord, l'attention avait été
portée sur ce point. Mais on commença par creuser des puits
artésiens sur le plateau de Beaulieu. Après l'insuccès complet et
inévitable de ce forage, le préfet d'alors, l'actif Larréguy, dans
sa dépêche du 11 novembre 1832. appela l'attention du conseil
municipal sur la nécessité de traiter avec un ingénieur mecani-
cien pour l'établissement d'une machine hydraulique propre à
élever les eaux nécessaires à Angoulême. Alors la forte et coû-
teuse usine de Maumont n'existait pas. A sa place était le modeste
moulin dit de Chez-Fadou. L'ordonnance royale qui autorisa l'établissement de la papeterie mécanique de Maumont porte, en effet,
la date du 11 février 1838.

au bien général! Rappelons-nous que l'eau est une condition essentielle d'hygiène, d'ordre et de sécurité. Son large emploi contribue à détruire les foyers d'insalubrité que l'homme crée autour de lui et à développer au sein des populations la propreté, cette demi-vertu, comme l'appelle saint Augustin. L'observation montre que la santé des citoyens dépend en partie du liquide dont ils font usage comme boisson. C'est en pensant à ces pauvres ménages chargés d'enfants qui habitent près des combles des maisons, et qui ne possèdent ni filtre particulier pour épurer l'eau qui leur sert souvent d'unique breuvage, ni de cave pour faire refroidir ce liquide en été et l'échauffer en hiver, qu'on comprend toute l'importance d'une distribution d'eau toujours salubre. Dans sa *De Republicâ*, lib. V, Cicéron dit : « De même que le pilote se propose d'arriver au port, le médecin de guérir, le général de vaincre; de même l'administrateur doit se proposer de rendre les citoyens heureux. » C'est en s'inspirant de ce principe élevé que partout les édiles se livrent à des recherches étendues sur les questions hydrologiques. Et les administrations s'honorent en fondant de ces œuvres qui échappent par leur portée à la critique des temps.

Messieurs, tout concourt à doter Angoulême des agréments et des avantages de la vie : douceur du climat, beauté du site, fertilité et salubrité du sol, altitude qui permet la libre circulation des courants atmosphériques. Une seule chose lui manque : c'est la distribution d'eau toujours pure, abondante et sous une forte pression. Nous venons de voir qu'il est facile de répandre sur notre ville ce bienfait nouveau.

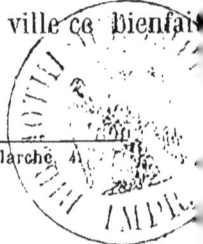

Angoulême, Imp. A. NADAUD et Cᵉ, rue du Marché, 4.

www.ingramcontent.com/pod-product-compliance
Lightning Source LLC
Chambersburg PA
CBHW060522200326
41520CB00017B/5112